Dieter Mann

Natürliche Potenz - was tun, wenn das »Beste Stück« streikt?

Natürliche Potenzmittel zur Steigerung der Manneskraft von Erektions-Fähigkeit bis zur Standfestigkeit

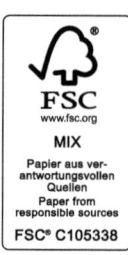

Bibliografische Information der Deutschen Nationalbibliothek:

Die Deutsche Nationalbibliothek verzeichnet diese Publikation in der Deutschen Nationalbibliografie; detaillierte bibliografische Daten sind im Internet über http://dnb.dnb.de abrufbar.

© 2015 Dieter Mann

Foto: Fotolia © vladimirfloyd
Illustrationen: Wikipedia
Umschlaggestaltung: Sophia Valkova

Herstellung und Verlag: BoD –
Books on Demand, Norderstedt

ISBN: 978-3-7347-5387-9

Das Werk einschließlich aller Inhalte ist urheberrechtlich geschützt. Alle Rechte vorbehalten. Nachdruck oder Reproduktion (auch auszugsweise) in irgendeiner Form (Druck, Fotokopie oder anderes Verfahren) sowie die Einspeicherung, Verarbeitung, Vervielfältigung und Verbreitung mit Hilfe elektronischer Systeme jeglicher Art, gesamt oder auszugsweise, ist ohne ausdrückliche schriftliche Genehmigung des Verlages untersagt. Alle Übersetzungsrechte vorbehalten.

Die Benutzung dieses Buches und die Umsetzung der darin enthaltenen Informationen erfolgt ausdrücklich auf eigenes Risiko. Der Verlag und auch der Autor können für etwaige Unfälle und Schäden jeder Art, die sich beim Besuch von in diesem Buch aufgeführten Orten ergeben (z.B. aufgrund fehlender Sicherheitshinweise), aus keinem Rechtsgrund eine Haftung übernehmen. Rechts- und Schadenersatzansprüche sind ausgeschlossen.

Das Werk inklusive aller Inhalte wurde unter größter Sorgfalt erarbeitet. Dennoch können Druckfehler und Falschinformationen nicht vollständig ausgeschlossen werden. Der Verlag und auch der Autor übernehmen keine Haftung für die Aktualität, Richtigkeit und Vollständigkeit der Inhalte des Buches, ebenso nicht für Druckfehler. Es kann keine juristische Verantwortung sowie Haftung in irgendeiner Form für fehlerhafte Angaben und daraus entstandenen Folgen vom Verlag bzw. Autor übernommen werden. Für die Inhalte von den in diesem Buch abgedruckten Internetseiten sind ausschließlich die Betreiber der jeweiligen Internetseiten verantwortlich.

Inhaltsverzeichnis

Vorwort	8
Lösungen aus dem Reagenz-Glas	12
Natürliche Hilfsmittel	**19**
Arginin	*21*
Yohimbin	*27*
Maca	*30*
Ginseng	*38*
Ginkgo	*42*
Achtung gefährlich	**46**
Manneskraft und Psyche	**48**

Vorwort

Lieber Leser

Die Manneskraft ist für viele von uns mehr als bloß eine körperliche Funktion, wie beispielsweise das Verdauen oder die Fähigkeit, verschiedene Geschmacksrichtungen voneinander zu unterscheiden. Manneskraft stellt für viele Männer den Kern ihres »Mann-Seins« dar. Wo sie eingeschränkt ist oder gar völlig wegfällt, fühlen sich viele Männer ihrer Männlichkeit beraubt.

Während es für Frauen vollkommen normal ist, dass sie im Laufe ihres Lebens nicht mehr in der Lage sind, Kinder zu gebären, wird vom Mann, wenn es um seine Fortpflanzungsfähigkeit geht, dies als der Anfang vom Ende empfunden. Dabei geht es offensichtlich nicht zentral um den Wunsch, dass die Mehrheit der Männer auch mit sechzig, siebzig oder achtzig tatsächlich noch Nachwuchs zeugen möchte. Vielmehr stellt allein die Fähigkeit (Potenz), es tun zu können, in unserer Gesellschaft ein wichtiges Merkmal des Mann-Seins dar.

Genau diesen Umstand machen sich einige Hersteller von Potenzmitteln (man denke beispielsweise an die weitbekannten blauen Pillen), aber auch die Hersteller von wirkungslosen »Wundermitteln« aus Tigerpenis bis zu Nashorn-Horn zunutze.

Während erstere jede Menge Nebenwirkungen haben, haben letztere gar keine. Beide aber kosten viel - und es scheint fast so, als würden wir glauben, dass das, was viel kostet, auch viel nützt.

Tatsächlich sind seit Jahrhunderten natürliche Potenzmittel bekannt, die einerseits kaum oder gar keine Nebenwirkungen haben und andererseits selbst in erstklassiger Qualität zu einem Bruchteil der vorgenannten Produkte zu erwerben sind. Genau diesen viel zu wenig bekannten »Wundermitteln« aus der Natur ist dieses Buch gewidmet und natürlich Ihnen, lieber Leser. Ganz egal, ob es Ihnen um die Vorsorge oder um das Beheben bestehender Probleme geht. Sie werden in diesem Buch interessante Informationen finden.

Viel Freude mit Ihrer Manneskraft

Dieter Mann

Alle in diesem Buch dargestellten Informationen wurden nach bestem Wissen und Gewissen recherchiert. Sie ersetzen aber in keiner Weise eine fachliche Beratung durch ausgebildete Fachleute und stellen auch kein Heilversprechen dar. Es ist jedermann dringend angeraten, vor der Einnahme jeder Art von Hilfsmittel, ob nun chemischer oder natürlicher Herkunft,

Rücksprache mit dem Mediziner seines Vertrauens zu nehmen.

Lösungen aus dem Reagenz-Glas

Wie Taschentücher oft mit dem Handelsnamen Tempo benannt werden, so geht es den chemischen Potenzmitteln auch mit der Produktbezeichnung »Viagra®«. Nur wenige Menschen sind sich bewusst, dass es inzwischen einige weitere, ähnlich positionierte Medikamente auf dem Markt gibt. Cialis® und Levitra® sind die Bekanntesten darunter.

Zur Geschichte von Viagra schreibt Wikipedia:

> *Anfang der 1990er Jahre suchte ein Forschungsteam eines Pfizer-Forschungsinstituts in Sandwich ein Mittel gegen Herzbeschwerden. Das dabei gefundene Mittel UK-92480 blockierte das Enzym PDE-5. Während erste Versuche an Pa-*

tienten vielversprechend verlaufen waren, berichteten einige Männer von mehreren Erektionen einige Tage nach Einnahme des Medikaments. Der zuständige Versuchsleiter sah in dieser Wirkung kein Potential; Pfizer meldete daher 1991 den Wirkstoff als Sildenafil Citrate zum Patent an.

Nachdem sich das Medikament für Herzbeschwerden letztlich als wirkungslos erwies, wurde die sexuelle Wirkung des Wirkstoffs genauer betrachtet. Bei einer Studie an 300 Männern in England, Frankreich und Schweden berichteten 90 Prozent über Erektionen; Nebenwirkungen wurden kaum beobachtet. 1998 erhielt Pfizer von der US-Gesundheitsbehörde die Genehmigung, Viagra zu verkaufen. Das Time Magazine berichtete in einer Titelgeschichte über die Potenzpille.

2003 wurden zwei weitere Medikamente mit gleichem Wirkmechanismus auf den Markt gebracht: Levitra (Bayer) und Cialis (Eli Lilly). 2012 folgte ein neuer Wirkstoff namens Avanafil (Mitsubishi Pharma), das schneller als Viagra wirken soll; der Handelsname ist Stendra.[35] Seit April 2014 ist Spedra (Berlin-Chemie mit dem Wirkstoff Avanafil) in Deutschland erhältlich.

2007 hielt Pfizer auf dem Weltmarkt für Substanzen gegen erektile Dysfunktion einen Anteil von 47 Prozent, 2013 waren es 36 Prozent. 2012 erwirtschaftete Pfizer mit Viagra einen Umsatz von zwei Milliarden US-Dollar.

Ganz offensichtlich geht es um einen riesigen Betrag. Wir sprechen hier von der Wirtschaftsleistung mancher Drittweltstaaten, die alleine der Weltmarktführer mit blauen Pillen umgesetzt hat. Natürlich ist es jedem Anwender selbst überlassen, ob er[1] bereit ist, für die zeitweise Optimierung seiner Erektionsfähigkeit den geforderten Preis zu bezahlen.

Viele Männer, die teils nicht bereit sind, den geforderten Preis in der Apotheke zu bezahlen oder Schamgefühle verspüren, beschaffen sich die genannten Produkte, speziell die »Blauen Pillen«, im Internet oder während Auslandsreisen auf irgendwelchen dubiosen Märkten von Straßenhändlern oder lokalen Anbietern. Ihnen allen ist zu wünschen, dass sie dabei auf gefärbten und gepressten Traubenzucker hereingefallen sind, denn alle Alternativen sind potenziell gesundheitsschädlich oder tödlich.

---

[1] Tatsächlich darf Viagra gemäß einer Gebrauchsinformation von Pfizer nicht von Frauen eingenommen werden.

Die auf dem Graumarkt angebotenen Produkte zeichnen sich teils durch artfremde Beimischungen und Streckmittel, teils durch falsche Dosierungen oder schlichtweg dadurch aus, dass es sich um ganz andere Stoffe handelt, welche nur in die bekannte Form gepresst wurden. Da kann buchstäblich alles enthalten sein.

Selbst wenn man davon ausgeht, dass der Käufer tatsächlich den echten Stoff erworben hat - die Chancen dazu liegen im einstelligen Promille-Bereich - so sieht er sich immer noch einer nicht zu unterschätzenden Gefahr gegenüber. Die Zahl der Kontraindikationen - also jener Anwendungsfälle, in denen die Produkte gesundheitsschädlich oder gar tödlich sind - ist beachtlich. Da finden sich beim einen oder anderen Produkt im Beipackzettel auch Formulierungen wie », wenn sie einen niedrigen Blutdruck haben oder bereits einmal hatten«.

Das heißt, der betreffende Hersteller stellt klar, dass Männer, die in ihrem Leben irgendwann einen niedrigen Blutdruck hatten, durch die Einnahme des Produktes Schaden nehmen könnten.

Tatsache ist dabei, dass es wohl kaum einen Menschen gibt, der nicht irgendwann in Folge einer Erkrankung oder anderer Umstände einen niedrigen Blutdruck hatten. Dies und die vielen anderen medizinischen Gründe, welche gegen eine Einnahme entsprechender Produkte sprechen, kann nur ein Mediziner, dem alle gesundheitlichen Fakten bekannt sind, richtig bewerten. Fälle, in denen trotz Kontraindikation auf eigene Verantwortung zur Wunderpille gegriffen wurde, finden sich immer wieder in Zeitungsmeldungen über Menschen, die vor, bei oder nach dem Beischlaf verstarben oder weiterreichende gesundheitliche Störungen erlebten.

Schließlich und endlich ist zu sagen, dass selbst die Einnahme dieser teuren Wunderpillen bei vielen Männern (Untersuchungen sprechen von 20-30%) nicht zum Erfolg führt, bei einigen anderen aber sogar zur Dauererektion führen kann. Dabei handelt es sich um eine Störung, die in den meisten Fällen nur durch eine Operation behoben werden kann.

Hier soll in keiner Weise ein zugelassenes Medikament schlecht gemacht werden. Wichtig erscheint nur, dass sich der Anwender auch selbst eingehend über Funktionsweise, Wirkung und Nebenwirkung informiert, bevor er irgendwelche Medikamente einnimmt, und jede medizinische Maßnahme auch mit dem Arzt seines Vertrauens abstimmt. Dann steht einer Einnahme nichts entgegen.

Natürliche Hilfsmittel

Natürliche Hilfsmittel bei sexuellen Störungen gab es schon immer, ob es sich dabei nun um die Einnahme von Stoffen oder irgendwelche schamanischen Rituale handelte. Männer, die nicht in der Art »funktionierten«, wie sie es sich vorstellten, haben schon immer nach einem Ausweg gesucht.

Die nachfolgenden natürlichen Stoffe stellen zweifellos nur einen Auszug der verfügbaren Anwendungen dar, geben aber einen guten Überblick über das, was möglich ist.

Von der Einnahme und dem Erwerb irgendwelcher Wundermittel ist dringend abzuraten. Wer glaubt, durch das Einnehmen von Tiger-Penis-Pulver selbst die Kraft eines Tigers zu erwerben oder durch gemahlenes Nashorn-Horn seine eigene Standfestigkeit zu vergrößern, müsste eigentlich auch daran glauben, durch den Verzehr eines Stücks Rindfleisch künftig zu muhen und Milch zu geben.

Arginin

Eines der am häufigsten angeboten Naturmittel bei Potenzproblemen heißt L-Arginin oder kurz Arginin. Es handelt sich dabei um einen Stoff, den der menschliche Körper selbst bilden kann. Allerdings geschieht dies (oft) nicht in ausreichendem Masse, weshalb die zusätzliche Einnahme von Arginin auch in der klassischen Medizin vorkommt.

Arginin kommt in verschiedenen, täglich konsumierten Lebensmitteln vor. Eine Zusammenstellung dazu findet sich in Wikipedia:

Lebensmittel	Gesamtprotein	Arginin	Anteil
Buchweizenkörner	13,25 g	982 mg	7,4 %

Lebensmittel	Gesamtprotein	Arginin	Anteil
Erbsen, getrocknet	24,55 g	2188 mg	8,9 %
Erdnuss, geröstet	23,68 g	2832 mg	11,9 %
Hähnchenbrustfilet, roh	21,23 g	1436 mg	6,8 %
Hühnerei	12,57 g	820 mg	6,5 %
Kuhmilch, 3,7 % Fett	3,28 g	119 mg	3,6 %
Kürbiskerne	30,23 g	5353 mg	17,7 %

Lebensmittel	Gesamtprotein	Arginin	Anteil
Lachs, roh	20,42 g	1221 mg	6,0 %
Mais-Vollkornmehl	6,93 g	345 mg	5,0 %
Pinienkerne	13,69 g	2413 mg	17,6 %
Reis, ungeschält	7,94 g	602 mg	7,6 %
Schweinefleisch, roh	20,95 g	1394 mg	6,7 %
Walnüsse	15,23 g	2278 mg	15,0 %
Weizen-	13,70 g	642 mg	4,7 %

Lebensmittel	Gesamtprotein	Arginin	Anteil
Vollkornmehl			

In Bezug auf die Erektionsfähigkeit ist seine Wirkungsweise die folgende: Um eine ausreichende Erektion zu erhalten, ist es notwendig, dass die Blutgefäße im Penis so weit werden, dass die Schwellkörper mit ausreichend Blut gefüllt werden. An der Erweiterung der Gefäße ist Stickstoffmonoxyd (NO) maßgeblich beteiligt. Es verbessert aber nicht nur die Erweiterung der Gefäße, sondern auch deren Durchblutung und dadurch die Nährstoffversorgung der Zellen, was sich wiederum positiv auf die Potenz und die Qualität der Spermien auswirkt.

Stickstoffmonoxyd entsteht im Körper in wenigen Schritten aus Arginin. Dieses kann vom Körper zu einem gewissen Teil aus den vorgenannten Lebensmitteln gewonnen werden. In Fällen erhöhter Belastung, wie beispielsweise von Stress, kann der Körper den Bedarf aber nicht aus diesen Quellen befriedigen. Auch beim Vorliegen verschiedener Krankheiten wie Bluthochdruck, Arteriosklerose oder Potenzstörungen kann der Bedarf an Arginin zunehmen.

Arginin erlebt seit einigen Jahren einen wahren Boom. Dieser wird zum einen durch positive Studien und das fast vollständige Fehlen von Nebenwirkungen begünstigt, insbesondere weil es sich um einen Stoff handelt, den ein gesunder Körper ohnehin bildet, der somit nicht körperfremd ist.

Viele Fachleute empfehlen bei der Einnahme von Arginin auch einen Aktivator einzusetzen, der die Aufnahme des Stoffes zu beschleunigen vermag. Als Aktivatoren haben sich OPC und Grüntee-Extrakt besonders bewährt.

Selbstverständlich ist bei der Einnahme von Arginin wichtig, auf hochwertige Produkte namhafter Hersteller zurückzugreifen. Beim Vergleich verschiedener Angebote sollte insbesondere auf die enthaltene Wirkstoff-Konzentration geachtet werden. Fachleute sprechen von 3000-5000mg Arginin am Tag. In akuten Fällen sind auch Tages-Mengen bis zu 10'000mg in Absprache mit einem Fachmann denkbar. Die Wirkung sollte innerhalb weniger Tage einsetzen. Beachten Sie auch hier, dass jeder Wirkstoff auch Nebenwirkungen und mögliche Unverträglichkeiten auslösen kann. Es empfiehlt sich also in jedem Fall, eine Einnahme mit einem Fachmann abzustimmen.

Yohimbin

Yohimbin wird aus den Blättern und der Rinde des Yohimbe-Baumes (Pausinystalia yohimbe) gewonnen[2]. Es ist ein Alkaloid. Die Europäer haben den Gebrauch der Yohimbe-Rinde von den Ureinwohnern in Zentral- und Westafrika gelernt, wo die Anwendung seit »Menschengedenken« verbreitet ist. Die Bedeutung und das Interesse waren so groß, dass 1890 bereits ein Verfahren zur Herstellung von Yohimbin durch ein Patent geschützt wurde. Seither wurde das Mittel als Aphrodisiakum gegen Impotenz eingenommen. Mehrere Firmen bieten auch heute noch entsprechende Präparate an.

Yohimbin enthält einen Alpha-2-Rezeptorenblocker, der sowohl im Gehirn wie auch in den Penisgefäßen wirkt. Im Gehirn wirkt es auf das erektionshemmende, sympa-

---

[2] Darüber hinaus kommt es auch in den Wurzeln zahlreicher Schlangenwurze vor.

thische Nervensystem, das unter anderem bei Versagensängsten aktiv ist.

Zugleich durchdringt es die Blut-Hirn-Schranke und führt zu einer Erhöhung von Blutdruck und Herzfrequenz. Die Genitalzentren werden erregt und es wird eine Erhöhung der in die Genitalorgane gepumpten Blutmenge ausgelöst.

Yohimbin wirkt speziell bei psychisch verursachten Potenzproblemen, welche beispielsweise auf Versagensängsten beruhen. Yohimbin kann je nach beabsichtigtem Ziel ein bis zwei Stunden vor dem beabsichtigten Geschlechtsverkehr oder aber im Rahmen einer längerfristigen Therapie über zwei bis acht Wochen eingenommen werden. Die Mengenangaben der Hersteller sollten nicht überschritten werden.

Yohimbin hat wie jeder Stoff, der sich auf den Kreislauf auswirkt, auch verschiedene Nebenwirkungen und Kontraindikationen, welche mit einem Arzt abgesprochen werden sollten.

Maca

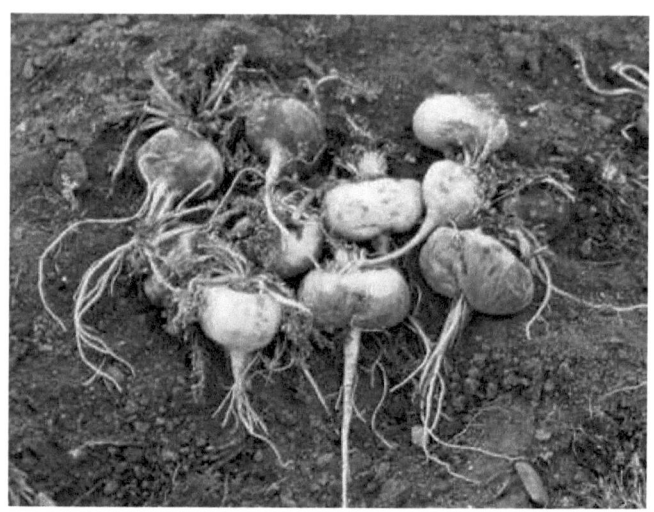

Die aus Peru stammende Maca-Pflanze gehört zu den Kresse-Gewächsen. Sie wächst in ihrer Heimat auf Hochebenen in Höhen von rund 4000 Metern. Die Pflanze ist optimal an die harten Witterungsbedingungen und den kargen Boden angepasst. Dies schafft die Pflanze, indem sie Nährstoffe in der verdickten Wurzel speichert und anreichert. Sie enthält neben

Stärke und Zucker verschiedene essentielle Aminosäuren und Fette. Daneben ist sie reich an Vitaminen, Mineralstoffen, Spurenelementen und sekundären Pflanzen-Inhaltsstoffen. In ihrer Heimat wird sie als gehaltvolles Nahrungsmittel sehr geschätzt. Zu Ihrer Wirkung schreibt Wikipedia:

> *Der Maca-Wurzel werden positive Effekte auf die körperliche Leistungsfähigkeit und die psychische Belastbarkeit zugeschrieben. Klinischen Studien zufolge ist dieser Effekt nicht auf einen endokrinologischen, d. h. die Hormon-Bildung beeinflussenden Effekt zurückzuführen; eine Veränderung der Hormonwerte konnte beim Menschen nicht beobachtet werden. Jedoch scheint ein positiver Effekt auf sexuelle Funktionsstörungen zu bestehen. Nahrungsergänzungsmittel, die Maca-Pulver enthalten, werden*

in Europa und den USA seit einiger Zeit als natürliches Potenzmittel vermarktet. Wie bei vielen anderen Mitteln dieser Art sind diese Effekte wissenschaftlich nur teilweise belegt.

Die Zufuhr über handelsübliche Nahrungsergänzungsmittel liegt deutlich unter der Ernährungs-Zufuhr der Anden-Bewohner. Es wird fast ausschließlich das getrocknete Knollenpulver verwendet.

Studien aus Südamerika und den Vereinigten Staaten (die jedoch mehr auf Erfahrungsberichten als auf messbaren Daten beruhen) zeigen jedoch, dass Probanden von einer Steigerung der sexuellen Lust und Leistungsfähigkeit, einem gestärkten Immunsystem und mehr Energie berichten, weiter soll Depressionen und chronischer Müdigkeit entgegengewirkt werden.

Der peruanische Wissenschaftler Gustavo Gonzales gab zwölf Männern zwischen 20 und 40 Jahren drei Monate lang Maca und untersuchte danach ihre Fertilität (Fruchtbarkeit). Schon nach zwei Wochen konnte er eine durchschnittliche Verdoppelung der Spermienzahl feststellen. Gleichzeitig wurden mehr männliche Hormone gebildet und die Probanden beschworen, dass ihr sexuelles Verlangen deutlich zugenommen habe.

Chinesische Wissenschaftler veröffentlichten eine Studie, bei der Maca-Extrakt Mäusen verabreicht wurde, die anschließend zu 47-67 Orgasmen, in der Kontrollgruppe nur zu 16 Orgasmen, in drei Stunden fähig waren.

Der Neurologe Fernando Cabieses, der ebenfalls die potenzfördernde Wirkung von Maca untersuchte, stellte fest, dass die Pflanze nicht nur die Erektionsfähigkeit steigert, sondern langfristig auch den allgemeinen Antrieb, sich sexuell zu betätigen.

Maca wird auf dem Markt als das »natürliche Viagra® angeboten. Tatsächlich muss es wohl eher als ein sehr ursprüngliches Nahrungsmittel gesehen werden, was die Ureinwohner Perus während Jahrhunderten anbauten und genossen, das sehr erwünschte Nebenwirkungen hat.

Verschiedene wissenschaftliche Untersuchungen zeigen, dass die Einnahme von Maca über einen längeren Zeitraum hinweg eine äußerst positive Wirkung entfaltet. Es kommt zu einer Überproduktion von Hormonen, wie beispielsweise auch von Testosteron. Dieses ruft einen Energieschub hervor, der sich auch positiv auf die Bewältigung negativer äußerer Einflüsse, die Stress, Depressionen und Ängste auslösen, auswirken kann.

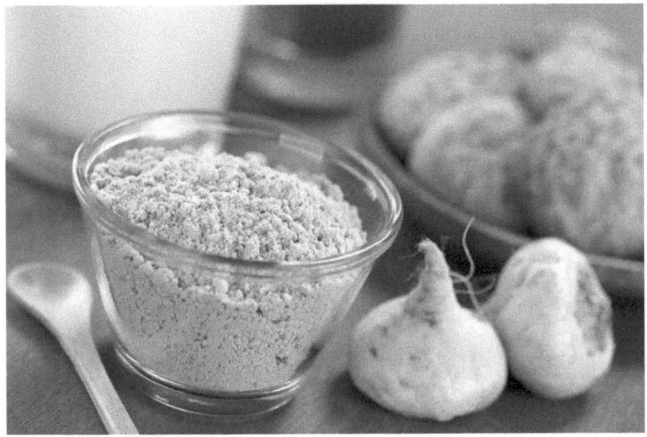

Fotolia © vladimirfloyd

Klar gesagt werden kann deshalb, dass die Wirkungsweise von Maca und von Viagra® und ähnlichen Produkten völlig unterschiedlich ist. Während die Pillen eine gefäßerweiternde Wirkung haben, welche direkt auf den Penis wirkt und kurz nach der Einnahme zu einer sexuellen Reizung führt, setzt Maca bei der Erhöhung des Sexualtriebes und der nachhaltigen Durchblutungsverbesserung an. Man könnte beide Wege also so vergleichen, dass die chemischen Präparate eher kurzfristige Starthilfe bieten, wohingegen der Ansatz von Maca eher in einer Sanierung der Batterie liegt.

Die Maca-Wurzel finden ihre Anwendung in der Naturmedizin in den Bereichen Libido- (Sexualtrieb-) Steigerung, Verbesserung der Standfestigkeit, Erektionsfähigkeit, Verbesserung von Spermien-Menge und –Qualität, aber auch bei der Erhöhung der Fruchtbarkeit der Frau und zur Vorbeugung von Fehlgeburten.

Maca wird auf dem Markt in Form verschiedener Präparate als Pulver, Kapsel und Pressling angeboten. Da die so konsumierten Mengen bei einem Bruchteil dessen liegen, was in ihrem Herkunftsland konsumiert wird, ist kaum mit erheblichen Nebenwirkungen zu rechnen. Trotzdem empfehlt sich auch hier, die eingenommene Qualität zu beachten und zur Abklärung von Wechselwirkungen mit anderen eingenommenen Produkten und möglichen Unverträglichkeiten medizinische Rücksprache zu halten.

Ginseng

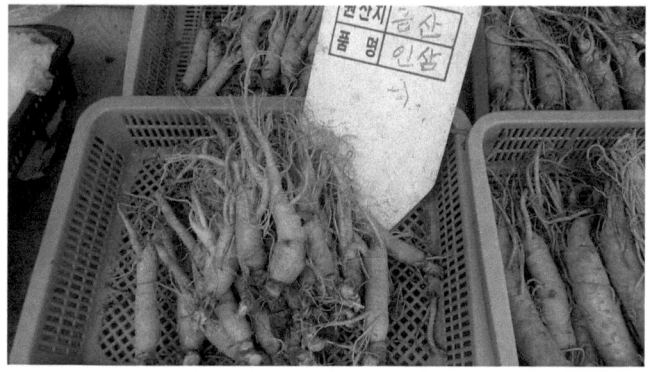

„Insam" von Brücke-Osteuropa - Eigenes Werk. Lizenziert unter CC0 über Wikimedia Commons -
http://commons.wikimedia.org/wiki/File:Insam.jpg#/media/File:Insam.jpg

Gingseng gilt im Westen als die asiatische Heilpflanze schlechthin. Schon seit über 2000 Jahren wird sie in der Medizin eingesetzt. In Anbetracht ihres hauptsächlichen Vorkommens in den Gebirgs- und Waldregionen Nordkoreas, dem nordöstlichen China und dem südöstlichen Sibirien war sie lange Zeit den Reichen vorbehalten. Wild kommt die Pflanze allerdings kaum mehr vor, vielmehr wird der Bedarf auf dem Weltmarkt durch kultivierten Gingseng gedeckt. Sein Anbau wird seit über 800 Jahren betrieben und ist sehr aufwändig, zumal die Gingseng-Wurzeln ihren Wirkstoffgehalt erst nach fünf bis sechs Jahren erreicht haben.

Es wird auf dem Markt zwischen weißem und rotem Gingseng unterschieden, wobei beide von derselben Pflanze stammen und sich lediglich durch ihre Verarbeitung unterscheiden.

Während der weiße Gingseng nach der Ernte geschält, gebleicht und getrocknet wird, wird der rote Gingseng zunächst mit Wasserdampf behandelt.

Für die medizinische Wirkung ist der Gehalt an Ginsenoiden ausschlaggebend. Er wird durch Alter, Anbauregion, Bodenqualität und Verarbeitung beeinflusst.

Primär ist Gingseng ein Kräftigungsmittel mit

stark adaptogener[3] Wirkung. Daneben wird es auch als natürliches und wirksames Potenzmittel eingenommen. Untersuchungen haben gezeigt, dass es bei etwa zwei Dritteln aller Männer wirkt. Wie bei Maca beruht die potenzsteigernde Wirkung primär auf der Produktion von Testosteron sowie der Freisetzung von Stickstoffmonoxyd (NO) wie bei Arginin. Zusätzlich wird die Durchblutung im Bereich der Genitalien angeregt.

Gingseng zeigt gerade bei stressbedingten Potenzstörungen eine sehr positive und schonende Wirkung. Wichtig dabei ist eine ausreichende Dosierung.

---

[3] Wikipedia:
Adaptogen ist eine alternativmedizinische Bezeichnung für pflanzliche Zubereitungen und Drogen, die dem Organismus helfen sollen, sich an Stresssituationen anzupassen und einen positiven Effekt bei Stress-induzierten Krankheiten ausüben.

Eine Einnahme von 10 mg Ginsenoiden täglich wird in der Fachliteratur als sinnvoll beschrieben (entspricht etwa 1-2g hochwertiger Gingsengwurzel).

Ginkgo

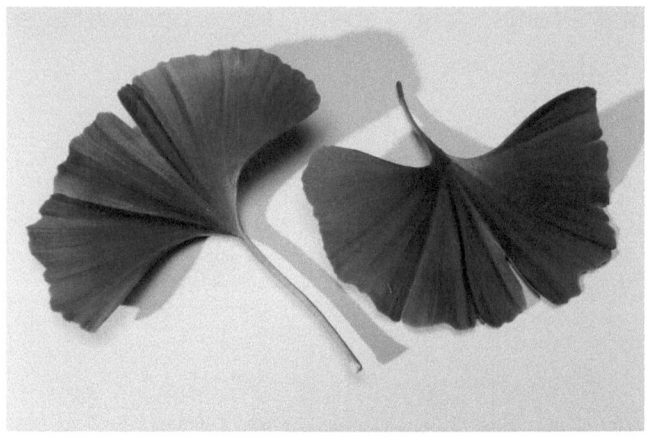

„GingkoLeaf" von THOR - originally posted to Flickr as Gingko Leaf. Lizenziert unter CC BY 2.0 über Wikimedia Commons - http://commons.wikimedia.org/wiki/File:GingkoLeaf.jpg#/media/File:GingkoLeaf.jpg

Ginkgo ist eine aus China stammende Baumart, die heute weltweit angebaut wird. Ursprüngliches Verbreitungsgebiet waren die Mischwälder, wobei man wildwachsende Exemplare nur noch in einigen abgelegenen Bergtälern findet.

Ginkgo wird auch als »lebendes Fossil« bezeichnet, da er der einzige Überlebende seiner botanischen Gruppe ist. Er ist ein sommergrüner Baum, der weit über tausend Jahre alt und über 40 Meter hoch werden kann. Da die Samen einen unangenehmen Geruch nach Buttersäure haben können, wird der Baum in Europa hauptsächlich als männlicher Baum über Stecklinge verbreitet.

Pharmazeutisch werden ausschließlich die Blätter genutzt. Sie werden schon seit über tausend Jahren speziell in Form von Spezialextrakten genutzt. Bei richtiger Verarbeitung werden unerwünschte Wirkstoffe durch Extraktion abgetrennt.

Ginkgopräparate wirken neuroprotektiv[4]; die

---

[4] Wikipedia:
Neuroprotektion ist der Versuch, Nervenzellen und Nervenfasern durch pharmakologische oder molekularbiologische Methoden vor dem Absterben zu bewahren. Ziel der Neuroprotektion ist es, einen Krankheitsverlauf zu verzögern und damit die Lebensqualität der Betroffenen zu verbessern.

Gedächtnisleistung und das Lernvermögen werden verbessert und die Fliesseigenschaften des Blutes optimiert. Aus diesem Grund wird Ginkgo auch in der Demenz-Vorsorge und -Behandlung, zur Behandlung von organisch bedingten Gedächtnis- und Konzentrationsstörungen sowie gegen Ohrensausen, Schwindel und Kopfschmerzen eingesetzt.

Ginkgo ist durchblutungsfördernd, was sich im Penis in einer starken Entspannung der Muskulatur des Schwellkörpers auswirkt. Folge ist eine länger anhaltende und stärkere Erektion. In der Fachliteratur werden Mengen von 40-100mg Ginkgo-Extrakt als ausreichend dargestellt, wobei unter ärztlicher Kontrolle auch Mengen bis zu 240mg möglich sind.

Ginkgo hat einige bekannte, eher selten auftretende Nebenwirkungen. In seltenen Fällen wurden Magen-Darm-Beschwerden und Kopfschmerzen beobachtet. Es existiert aber eine klare Kontraindikation bei Einnahme blutverdünnender Medikamente.

Achtung gefährlich

Leider werden auf dem Markt immer wieder neue Wundermittelchen angeboten, deren Wirkungsweise in keiner Weise belegt ist und die nur dazu taugen, verzweifelten Männern Geld aus der Tasche zu ziehen. Manche haben gar keine (oder eine völlig andere als die beabsichtigte) Wirkung, manche aber steigern Erektion und Lust tatsächlich, führen aber zu nachhaltigen körperlichen Schädigungen schon bei einer einmaligen Einnahme.

Genauso gefährlich sind Schwarzmarktprodukte, Produkte irgendwelcher dubioser Versender und Produkte von No-Name Hersteller. Im besten Fall kaufen sie dabei für teures Geld irgendwelche Zuckerpastillen - im schlechtesten ist es Rattengift oder ein ähnlich tödliches Präparat. Also: Finger weg!

Genauso zu beachten ist immer auch, dass Überdosierungen oder Wechselwirkungen von verschiedenen Präparaten unbeabsichtigte Folgen bis hin zu ernsthaften gesundheitlichen Schädigungen haben können. Es gilt in jedem Fall Maß zu halten und die Einnahme mit einem Fachmann abzusprechen.

Manneskraft und Psyche

Wie so vieles im Leben beginnen Probleme und gesundheitliche Herausforderungen oft im Kopf. So ist es nicht weiter erstaunlich, dass Fachleute aussagen, dass in einer überwiegenden Zahl der Fälle, Potenzprobleme, eingeschränkter Sexualtrieb, mangelndes Stehvermögen oder frühzeitiger Samenerguss nicht so sehr einen physischen wie einen psychischen Grund haben.

Das ist nicht weiter erstaunlich, wenn einem bewusst ist, dass Herausforderungen wie Stress, Angst, Schlafmangel, Überforderung, unsteter Lebenswandel und vieles andere natürlich auch einen Einfluss auf unsere Psyche und damit indirekt auch auf unseren Körper haben.

Aus diesem Grund sollte im Rahmen einer sauberen Abklärung von auftretenden Problemen auch immer der psychische oder psychologische Aspekt bedacht und abgeklärt werden.

Und schließlich und endlich: Ein »echter Mann« hat der Welt (und seiner Partnerin/seinem Partner) zweifellos mehr zu bieten, als einige Zentimeter Fleisch und Haut. Machen Sie sich also nicht verrückt, »wenn es einmal nicht klappt«.

Viel Spaß und Erfolg

Ihr Dieter Mann